AF299839

RECHERCHES

SUR QUELQUES

SIGNES STÉTHOSCOPIQUES

PAR

Le Docteur J. PIGNOL

Ancien interne des Hôpitaux
Préparateur des travaux pratiques du laboratoire de Physiologie
Médaille de bronze de l'Assistance publique

PARIS

G. STEINHEIL, ÉDITEUR

2, RUE CASIMIR-DELAVIGNE, 2

1887

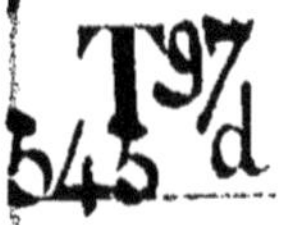

RECHERCHES

SUR QUELQUES

SIGNES STÉTHOSCOPIQUES

IMPRIMERIE LEMALE ET Cie, HAVRE

RECHERCHES

SUR QUELQUES

SIGNES STÉTHOSCOPIQUES

PAR

Le Docteur J. PIGNOL

Ancien interne des Hôpitaux
Préparateur des travaux pratiques du laboratoire de Physiologie
Médaille de bronze de l'Assistance publique

PARIS

G. STEINHEIL, ÉDITEUR

2, RUE CASIMIR-DELAVIGNE, 2

—

1887

RECHERCHES

SUR QUELQUES

SIGNES STÉTHOSCOPIQUES

Nous avons eu, à plusieurs reprises, l'occasion d'observer des malades chez lesquels les signes stéthoscopiques des diverses affections pulmonaires ou pleurales s'écartaient des règles classiques, ou même paraissaient constituer une violation formelle de ces règles. Egaré par la présence d'un signe exceptionnel, ou par l'absence d'un signe habituel, le diagnostic, en pareil cas, est nécessairement hésitant, et l'on doit s'estimer heureux quand il n'est pas tout à fait erroné.

Nous avons cherché à nous rendre compte de ces anomalies, et c'est à l'expérimentation que nous avons demandé d'abord la solution du problème, sans négliger bien entendu les précieux renseignements que fournit l'étude anatomo-pathologique mise en regard de l'observation clinique.

Notre but est limité. On ne trouvera dans ce travail ni une critique expérimentale de *tous* les signes stéthoscopiques, ni une revue séméiologique de *tous* les bruits morbides de l'appareil respiratoire. Nous n'avons en vue que des signes anormaux, ou plutôt qu'on nous pardonne l'expression, anormalement placés, et nous cherchons à en donner une interprétation dont leur valeur clinique exacte puisse se déduire.

Avant d'aller plus loin, qu'il nous soit permis d'offrir à nos maîtres l'expression de notre reconnaissance. Ils ne nous ont ménagé ni les encouragements, ni les conseils, et leur appui ne nous a jamais fait défaut. Que M. le professeur Ball, qui a bien voulu accepter la présidence de notre thèse, agrée ici l'hommage de notre profonde gratitude pour les bontés dont il nous a comblé.

AVANT-PROPOS

Si la nature de cette étude comportait un exposé historique, nous aurions dès le début bien des noms à citer.
Depuis l'immortelle découverte de Laënnec, nombreux
sont les médecins qui ont demandé à l'expérimentation
la solution des difficultés et des problèmes de l'auscultation. Laënnec lui-même, bien que préoccupé avant tout
de l'examen clinique et nécroscopique, n'a pas dédaigné
cette méthode de contrôle, à laquelle Skoda en Alle-
magne, Walshe en Angleterre, Barth et Roger, Gueneau
de Mussy et surtout Woillez en France ont eu fréquem-
ment recours. Dans ces dernières années, une nouvelle
tentative de cet ordre a été faite par M. le Professeur Cor-
nil, dans des leçons publiées en 1874 (1).

Un reproche qui pourrait ne pas nous être épargné a
été adressé à des recherches analogues aux nôtres. A
ceux qui essayaient de donner une théorie des bruits res-
piratoires, de la phonation, etc. basée sur des considérations d'ordre purement physique, on a objecté que le
larynx et les autres parties constituantes de l'appareil
respiratoire ne sauraient être entièrement assimilés aux

____

(1) *Leçons sur l'anatomie pathologique et sur les signes fournis
par l'auscultation dans les maladies du poumon, etc.,* recueillies
par P. Budin. Paris, 1874.

instruments de musique ou aux résonnateurs, inertes et passifs. Peut-être trouvera-t-on, que nous n'avons pas assez tenu compte de la constitution intime du poumon, organe vivant, et par conséquent très différent des résonnateurs auxquels nous sommes amené à le comparer. La critique est, au fond, peu grave. Tout en reconnaissant que la nature spéciale de l'instrument sonore influe sur les résultats obtenus, nous croyons que cette influence est restreinte. En effet, les lois de l'acoustique sont toujours les mêmes, et les règles qui président à la propagation du son, à la genèse des vibrations sonores sont immuables, dans quelque milieu que la propagation se fasse. Sans doute, la voix répercutée par les parois demi-molles d'une caverne n'a pas le même timbre que la voix renforcée par les résonnateurs d'Helmholtz. Mais qu'est-ce que le timbre ? Une qualité accessoire, contingente, susceptible de se modifier de mille manières. Ce qui est fondamental, ce sont les lois générales de la réflexion. Elles sont applicables dans les deux cas.

D'ailleurs, nous avons fait tous nos efforts pour nous placer dans des conditions aussi analogues que possible à celles de l'examen clinique. Pour cela, il nous a semblé que le meilleur appareil de recherches est un thorax revêtu de ses parties molles.

Nous avions à notre disposition des corps humains et des cadavres d'animaux. Nous avons préféré ces derniers, pour plusieurs raisons.

D'abord, nos premières expériences nous ont montré qui faut, pour obtenir des résultats nets, des poumons frais, des parois thoraciques souples et élastiques, des plèvres saines et sans adhérences. Ces conditions, la dernière surtout, ne se rencontrent pas à l'hôpital. Eût-on la chance de trouver un sujet totalement exempt d'adhérences pleurales, qu'on ne pourrait le faire servir aux recherches avant le délai de 24 heures. A la vérité, il est quelquefois possible d'éluder le règlement ; quand l'expérience n'entraîne pas de mutilations. Or, dans les nôtres, la trachéotomie est un préliminaire obligé.

De plus, comme nous avions surtout en vue l'étude de la résonnance vocale nous ne pouvions songer à mettre l'appareil respiratoire d'un homme sain en comunication avec celui d'un sujet à demi putréfié, ou mort d'une maladie infectieuse.

Ces considérations nous ont engagé à nous servir de cadavres d'animaux. Le chien était particulièrement indiqué ; on se le procure facilement et sa conformation thoracique ne s'écarte pas notablement de la nôtre.

Pour contrôler quelques-uns de nos résultats, nous avons employé des résonnateurs inertes, bocaux, vessies, ballons de verre, etc., etc.

I. — TECHNIQUE EXPÉRIMENTALE

Le thorax du chien est pourvu de 13 côtes. Sa forme est conique, comprimée latéralement, saillante au contraire dans le sens antéro-postérieur. Il existe une notable différence de diamètre entre les deux extrémités : la supérieure (1) est à l'inférieure dans le rapport 1 : 4 environ.

En haut, le poumon à l'état d'inspiration forcée, ou quand il est distendu par l'insufflation, remonte jusqu'à la première côte, et même son sommet la dépasse un peu. En avant, et dans les mêmes circonstances, son bord antérieur vient se mettre en contact avec la face postérieure du sternum. De même que chez l'homme, ce bord s'écarte de la ligne médiane à gauche plus qu'à droite : il est, en effet, tenu à distance par le cœur. En arrière et en bas, le diaphragme, très convexe, donne lieu à la formation d'un cul-de-sac profond, dans lequel le poumon ne descend jamais. En traversant la poitrine de part en part avec une broche, on peut s'assurer que le poumon distendu et insufflé ne dépasse pas le bord inférieur de la dixième côte ; privé d'air par aspiration, il remonte

(1) Nous supposons le chien dressé verticalement sur les pattes postérieures ; c'est l'attitude que nous lui donnions dans nos expériences.

jusqu'à la huitième. Par suite de cette disposition, on peut facilement pénétrer dans la cavité pleurale sans blesser le poumon, en enfonçant le trocart à la partie postérieure des derniers espaces intercostaux. Au contraire, on piquera à coup sûr le poumon, si l'on pénètre par le cul-de-sac pleural supérieur.

D'après Chauveau (*Anatomie comparée des animaux domestiques*), les deux cavités pleurales ne communiquent pas entre elles, et la cloison médiastine est complète. Cependant, quiconque a pratiqué des vivisections sait qu'une plaie pénétrante de poitrine amène rapidement la mort chez le chien. Il se fait alors un pneumo-thorax double, sans que l'instrument vulnérant ait lésé la plèvre médiastine. Toutes les fois que, dans une expérience, on injecte du liquide dans une plèvre avec une force médiocre, ou même si l'on en introduit une quantité un peu considérable sans pousser fortement, les deux plèvres s'injectent en même temps. La matière injectée passe même dans le péricarde, qui se prolonge en avant et en bas, en forme de sac à parois minces. C'est là une condition qu'il faut connaître, car elle empêche, à un moment donné, de contrôler les résultats de l'examen d'un côté par l'examen de l'autre.

Pour les expériences, l'animal, *fraîchement tué*, est suspendu verticalement. On peut, pour rendre plus aisée l'exploration de la poitrine, abattre les membres antérieurs. Cette opération ne modifie pas les bruits transmis d'une manière appréciable. La trachéotomie est ensuite pratiquée, et une canule introduite dans la trachée. Cette canule est munie d'un robinet qui permet de maintenir à volonté le poumon plein d'air après insufflation, ou au contraire vide d'air après aspiration. Sur cette canule s'ajuste un tube de caoutchouc, qui, suivant la nature du phénomène stéthoscopique étudié, est mis en communication, soit avec un soufflet à respiration artificielle, soit avec un entonnoir dans lequel on fait parler un aide.

Pour les injections, nous nous sommes servi d'une seringue contenant 190 c. c. La cavité pleurale d'un chien de moyenne taille peut facilement recevoir un litre et demi de liquide. Pour ne pas avoir à répéter indéfiniment la thoracentèse, il est bon de laisser le trocart en place. Il s'adapte à la seringue par l'intermédiaire d'un tube de caoutchouc, qu'on peut fermer à volonté au moyen d'une pince à pression continue, de manière à empêcher l'entrée de l'air et la sortie du liquide.

Les liquides employés ont varié : eau, solutions de chlorure de sodium, solution saturée de carbonate de potassium, eau mêlée de sang, solution d'agar-agar en gelée très claire, tout à fait analogue comme consistance à du pus.

Pour produire des condensations du parenchyme pulmonaire, on peut avoir recours à deux procédés : le premier consiste à injecter de l'eau dans le poumon ; le second, à faire couler dans les bronches un mélange solidifiable d'agar-agar et de gélatine. Nous n'avons pu parvenir à chasser tout l'air contenu dans les alvéoles, de sorte que même avec les injections les mieux réussies, nous étions encore loin de la condensation telle qu'on peut la rencontrer dans l'hépatisation pneumonique (1).

Comme moyen de contrôle, nous avons plusieurs fois employé l'appareil fort simple dont voici la description.

Il se compose d'un bocal de verre, d'une capacité de 5 litres environ. Le bouchon, en liège ordinaire, est percé d'un trou dans lequel s'engage un tube de verre à deux ouvertures. A l'inférieure, s'adapte à volonté une vessie, un ballon de verre, etc. ; à la supérieure, un tube de caoutchouc. Ce tube, qui sert à transmettre la voix, est muni à son extrémité d'un entonnoir dans lequel on parle. Le tube doit être assez long pour que les sons produits à son extrémité libre ne gênent pas l'observateur placé auprès du bocal. Pour cela, la meilleure disposition consiste à faire passer le tube dans un trou pratiqué au travers d'une porte fermée.

Pour empêcher l'appareil de vibrer, on l'entoure d'un linge épais et on le pose sur un corps mauvais conducteur du son (plaque de liège enveloppée de linge). De plus, le tube transmetteur doit être entouré d'un manchon de caoutchouc, au point où il traverse le bouchon.

Les choses étant ainsi disposées, nous avons opéré en

(1) Nous avons préféré créer ainsi de toutes pièces des conditions analogues à celles de l'état pathologique, aux procédés qui consistent à donner au chien une maladie expérimentale dont on étudie les symptômes. On ne détermine pas aisément le développement d'une pleurésie ou d'une bronchite, encore moins d'une pneumonie. Pourrait-on le provoquer, qu'on ne serait pas sûr de le limiter au degré voulu : en tous cas, on se rendrait moins bien compte de ce qu'on ferait. En opérant comme nous, le champ est évidemment restreint, car on ne reproduit pas tout ce qu'on veut ; l'observation clinique est là pour combler les lacunes.

variant autant que possible les conditions de l'expérience.

Dans une première série de recherches, nous avons placé une montre dans la vessie suspendue au centre du bocal ; dans une seconde série, nous avons fait parler un aide dans l'entonnoir, tantôt à voix haute, tantôt à voix basse, et nous avons recommencé les mêmes épreuves en remplissant le bocal à moitié, ou en totalité, soit avec de l'eau, soit avec des liquides de densités différentes. Enfin nous avons employé tantôt la vessie, tantôt un ballon de verre. Toujours, les résultats ont été comparables à ceux que donnait l'exploration du thorax préparé d'une manière analogue ; mais ils étaient moins nets et moins probants.

Parmi les signes dont la présence où l'absence en dehors des conditions déterminées peuvent rendre le diagnostic hésitant ou même l'égarer tout à fait, trois surtout méritent de fixer l'attention. Ce sont les vibrations thoraciques, la pectoriloquie aphone et l'égophonie. L'absence des premières, la constatation des deux autres constituent sinon les seuls, au moins les meilleurs signes de l'épanchement pleural. Cependant il est possible de rencontrer la pectoriloquie, aphone, l'égophonie ainsi que la diminution ou même l'abolition totale des vibrations thoraciques, alors que la séreuse ne contient pas de liquide : inversement, les phénomènes vocaux sont susceptibles de manquer, ou les vibrations de persister alors que la plèvre est remplie par un épanchement. Sans doute, ces anomalies ne sont pas les seules que la pleurésie puisse offrir ; l'auscultation permet parfois d'y entendre des souffles, des râles à timbre cavitaire ou même amphorique : ces cas ont été bien étudiés dans la thèse de notre collègue et ami Frémont. Une étude critique complète des signes physiques de la pleurésie eût constitué un travail du plus haut intérêt. Les circonstances ne nous ont malheureusement pas permis de le faire, bien que nous ayons réuni de nombreux matériaux dans ce but. Force nous est de nous restreindre, et nous nous en tiendrons à l'examen des trois signes que nous venons d'indiquer.

11. — DES VIBRATIONS THORACIQUES

Tous les bruits, normaux ou pathologiques, qui ont leur siège dans le poumon, résultent des vibrations de l'air intrapulmonaire, modifiées de diverses façons par la covibration du parenchyme du poumon, des parois bronchiques, etc. Parmi ces vibrations, les unes ne sont appréciables qu'à l'oreille, et sont purement sonores ; les autres peuvent être perçues à la fois par l'ouïe et par le tact.

A l'état sain, la voix fait vibrer, avec d'autant plus de force qu'elle est plus grave et que les parois du thorax sont moins épaisses, toute l'étendue de la cage thoracique. Monneret, qui, en 1842, avait déjà étudié cette question, lui consacra en 1848 un important mémoire inséré dans la *Revue Médico-Chirurgicale*. Sans vouloir refaire l'historque de la question, qu'on trouvera complètement exposé dans quelques travaux spéciaux (1), nous reproduirons quelques points du travail de Monneret. Ces points, d'ailleurs, avaient déjà été signalés, bien avant lui, par Laënnec. Il n'est pas inutile de le rappeler ici, l'illustre inventeur de l'auscultation avait observé le phénomène qui nous occupe : il indique même la disparition du « frémissement vocal » dans la

____

(1) Thèse de Doctorat de Mlle BOURCHIER, 1882, Paris; de M. CHAMBOR, Paris, 1885; de M. JOZAN, Paris, 1879, etc., etc.

pleurésie. Dans un certain nombre de travaux dont les auteurs se sont évidemment copiés les uns les autres sans recourir aux sources, on lui prête une opinion erronée : il aurait avancé que le maximum des vibrations existe chez l'homme sain. Nous avons sous les yeux le texte de Laënnec ; on n'y trouve rien de pareil. Tout ce qu'on peut lui reprocher, c'est de n'avoir pas apprécié toute la valeur clinique des résultats de la palpation. « Ce frémissement, dit-il, n'ayant dans aucun cas une grande intensité, il est difficile de faire des examens comparatifs à cet égard, et par conséquent d'en tirer des résultats applicables au diagnostic des maladies du poumon. On peut seulement présumer, quand il existe, qu'une partie du poumon est perméable à l'air, mais on ne peut rien conclure de son absence » (*Traité de l'auscultation médiate,* 3ᵉ éd., t. 1, p. 16).

Les points dans lesquels les vibrations vocales se perçoivent le mieux sont, d'après Monneret :

En première ligne, la trachée et le larynx ; ensuite la région du sternum, celle de la clavicule, la partie postéro-supérieure du thorax, sa partie postéro-latérale, enfin la partie inféro-latérale. Elles prédominent du côté droit, et atteignent leur maximum *physiologique* chez l'homme adulte, maigre, à voix grave. Plus la voix est aiguë et faible, moins les vibrations sont amples. C'est une loi physique bien connue, que l'intensité du son est proportionnelle à l'amplitude des vibrations.

Pour ce qui concerne l'état pathologique, la doctrine classique, doctrine que l'expérience journalière confirme absolument, est celle-ci : Quand le poumon est condensé par suite d'une altération de son parenchyme ou refoulé purement et simplement (hépatisation pneumonique, congestion, pleurésie sans adhérences, permettant au poumon de flotter au-dessus du liquide), les vibrations thoraciques augmentent (au niveau du poumon seulement dans le dernier cas). Quand au contraire le poumon est séparé des parois de la poitrine par un épanchement liquide ou gazeux, même si cet épanchement est en lame mince, elles sont très diminuées, et peuvent être complètement abolies. Il en est encore ainsi quand il existe de l'œdème des parois (Laënnec) ou des fausses membranes pleurales.

Nous sommes en mesure d'affirmer, observations en mains, que les vibrations thoraciques sont parfois atténuées ou abolies, alors que le poumon est condensé au maximum.

Inversement, on peut les trouver normales, ou même exagérées, malgré l'interposition d'une lame liquide ; plus encore, avec un épanchement hémorrhagique ou purulent.

D'ailleurs, ces faits anormaux ont été vus avant nous, et tous les auteurs qui ont traité des affections de la poitrine en ont rencontré. Grisolle cite des cas de pneumonies avec des vibrations diminuées : comme le dit le Dr Jozan (Th. Doct. Paris, 1879) c'étaient peut-être des pneumo-pleurésies. Cela est possible ; mais peut-être aussi s'agissait-il de pneumonies comme celles dont nous aurons à parler plus loin.

Quelque interprétation qu'on veuille donner du fait, son existence n'est pas contestable, et plusieurs observateurs l'ont noté. On l'a même rencontré un nombre de fois assez considérable, pour que Fournet se soit laissé entraîner à cette assertion, inexacte sous sa forme trop absolue : « Dans la pneumonie et la pleurésie, les vibrations sont également éteintes » (1). Le fait est certain pour la forme massive de la pneumonie, décrite par M. le professeur Grancher (*Gaz. Méd. de Paris*, 1877, n° 48 ; — 1878 n°ˢ 1, 4, 8). Enfin Darolles, dans sa thèse, a signalé la diminution des vibrations dans le caucer du poumon, même quand il n'y a pas d'épanchement concomitant.

D'autre part, la conservation, ou même l'exagération des vibrations thoraciques a été notée dans des pleurésies, où l'épanchement était variable d'abondance et de nature ; ici séreux, ailleurs hémorrhagique, ou purulent. La plupart de ces faits, peu nombreux du reste — et il est probable que presque tous doivent avoir été publiés, en raison de leur caractère insolite — épars dans le livre de Woillez, dans les cliniques de Gueneau de Mussy, ont été rassemblés dans la thèse de Mˡˡᵉ Bourchier (Doct. Paris, 1882) et dans celle de M. Chambor (Doct. Paris, 1885) qui n'ajoute d'ailleurs que peu de documents à la précédente. On y trouve deux observations originales. La première a été recueillie dans le service de notre cher maître, M. le professeur Ball, sur un malade que nous avons pu examiner ; la seconde est relative à une pleurésie purulente et provient de l'hôpital maritime de Toulon.

(1) Nous n'avons pas sous les yeux le texte de Fournet, et nous le citons d'après Jozan.

Nous reviendrons plus loin sur ces cas, mais nous croyons utile d'exposer au préalable quelques données susceptibles d'élucider le mode de production des vibrations, et, par suite, de rendre les causes de leurs variations plus faciles à saisir.

Causes des vibrations thoraciques et de leurs modifications.

Pouillet a démontré que, dans un tout formé de parties solides, un ébranlement communiqué à un point se transmet à tout le reste de la masse. Si cette masse est parfaitement homogène, les vibrations consécutives à l'ébranlement se propagent en tous sens avec la même vitesse et la même intensité. Si le système est composé d'éléments hétérogènes, les vibrations se refractent en passant d'un milieu dans l'autre, et finissant par s'éteindre, si les densités de ces milieux successifs sont très différentes. De plus, et cette notion n'est pas indifférente pour nous, les vibrations ne se propagent pas également bien dans tous les sens, si le milieu qu'elles parcourent présente une texture. Ainsi le bois vibre mieux dans le sens de ses fibres que dans une direction perpendiculaire à ces mêmes fibres.

Le thorax n'est pas homogène, il s'en faut de beaucoup, et de plus, les différents plans qui le constituent sont orientés de façons opposées : la paroi seule est donc déjà très hétérogène. Et quelle différence de texture et de densité, non seulement entre le poumon et la paroi, mais aussi entre les diverses parties constituantes de l'arbre respiratoire ! Ce défaut d'homogénéité est parfois réduit au minimum ; chez les gens maigres, par exemple, les vibrations se transmettent avec facilité. Il en est de même quand la densité du poumon augmente. Mais quand les parois sont épaisses, grasses, œdématiées, ou quand un épanchement sépare le poumon des parties environnantes, les vibrations sont brisées par une série de réfractions. Toutes choses égales d'ailleurs, elles seront plus complètement annulées chez les sujets à voix grêle et faible (femmes, enfants, vieillards).

Quelle est, dans l'ensemble de l'appareil respiratoire, la partie primitivement vibrante ? Petrucci (Th. de doct., Paris, 1866), conclut de recherches expérimentales que les vibrations vocales se propagent par les anneaux cartilagineux de la trachée et des bronches, par les côtes, et en troisième lieu seulement par l'air intrapulmonaire. Tout cela est exact, à l'ordre près. Les vibrations se propagent bien par toutes ces parties, mais en sens inverse. En effet, l'assertion de Petrucci, déjà difficilement acceptable, même si l'on assimile les parties molles du thorax aux parois d'un tuyau homogène, cesse de l'être si l'on veut tenir compte du défaut d'homogénéité et surtout de la différence de texture de ces parties. C'est par l'air que les vibrations commencent ; elles se propagent de l'air aux parois du larynx, de la trachée, des bronches, des alvéoles. On peut en donner des preuves.

D'abord, quand la condensation du parenchyme pulmonaire est portée à l'extrême (pneumonie massive), les vibrations ne se transmettent plus. Il n'y a plus d'air dans les alvéoles, il n'y en a plus dans les bronches, au moins jusqu'à un certain calibre. Les parties solides du poumon existent seules ; les vibrations sont néanmoins arrêtées.

Ensuite, on ne comprend pas pourquoi, si la paroi vibre la première, les vibrations du côté sain ne se transmettent pas au côté malade, dans les cas de pleurésie unilatérale. On peut répondre, il est vrai, que cela est dû au liquide qui baigne une partie de ces parois ; mais dans le cas de pneumonie massive dont nous parlions tout à l'heure, on ne peut plus faire intervenir le liquide, et l'explication est en défaut. Au contraire, le phénomène se comprend très bien, si l'on admet que ce sont les vibrations intrapulmonaires qui ne se transmettent plus.

La portion d'air en contact immédiat avec les alvéoles est évidemment celle qui vibre le moins. En effet, la couche gazeuse intra-alvéolaire est à une température plus élevée que celle de l'air intrabronchique, par conséquent, elle a une densité moindre. A l'état normal, les vibrations perdent donc nécessairement de leur intensité en passant des bronches dans les alvéoles. Mais que ces dernières soient oblitérées, remplies, par exemple, d'un exsudat fibrineux, elles formeront autour de la bronche une couche homogène, solide, dense, qui vibrera comme les parois de la bronche elles-mêmes ; les vibrations intrabronchiques se transmettront alors sans atténuation. Si enfin, la tension de cet air est suffisante, il faudra, pour éteindre tout à fait les vibrations, que l'obstacle apporté à leur propagation soit considérable.

Voici quelques expériences qui réalisent aussi exactement que possible ces différentes conditions.

EXPÉRIENCES

I. — Condensation du poumon par refoulement. Augmentation des vibrations.

Sur un chien suspendu, trachéotomisé, et mis en communication par la canule trachéale avec l'appareil que nous avons décrit plus haut (entonnoir, tube de caoutchouc, etc.), chaque parole prononcée à voix haute dans l'entonnoir donne lieu à une vibration très nette des parois thoraciques.

On injecte alors dans le thorax 500 grammes d'eau. Les vibrations s'éteignent dans les 2/3 inférieurs ; dans le tiers supérieur, elles persistent et sont très exagérées.

Le robinet de la canule est alors fermé, pour prévenir la sortie de l'air et l'affaissement du poumon, puis le thorax est ouvert. Le poumon est refoulé en haut par l'épanchement, de sorte qu'il est réduit à peu près au tiers de son volume primitif.

Il correspond exactement à la zone d'augmentation des vibrations.

II. — Immersion totale du poumon. Abolition des vibrations.

Chien disposé comme précédemment. Après avoir constaté l'existence des vibrations, on injecte 800 grammes de liquide (le chien est de petite taille). Les vibrations disparaissent totalement.

En ouvrant le thorax, on constate que le poumon est immergé en totalité, et refoulé contre le médiastin.

III. — Expérience de contrôle faite avec le bocal.

La vessie est mise en communication avec le tube transmettour et l'entonnoir. Les vibrations vocales se transmettent moins nettement que dans un thorax, ce qui tient à la trop grande quantité d'air interposé. Les conditions sont à peu près celles d'un pneumo-thorax. Cependant, en faisant toucher la vessie aux parois, elles se transmettent assez bien. Elles deviennent moins sensibles quand le bocal contient de l'eau, et disparaissent totalement quand le liquide s'interpose entre la vessie et le bocal.

La théorie et les données de l'observation journalière sont ici pleinement d'accord avec les résultats de l'expérience. La présence du liquide éteint les vibrations.

Nous avons ensuite cherché à reproduire les anomalies cliniques : absence des vibrations, malgré la condensation du poumon, présence des vibrations, malgré l'accumulation d'un liquide dans la plèvre.

Les faits cliniques donnent, comme nous le verrons plus loin, des éclaircissements très suffisants sur le premier point. Néanmoins, nous avons essayé de réaliser expérimentalement la transformation du poumon en un bloc compacte. Malheureusement, cela est à peu près impossible, parce qu'on ne peut arriver à chasser tout l'air et nous avons dû y renoncer, après des essais multiples. Dans les pneumonies massives, en effet, c'est par les alvéoles que la condensation débute ; les bronches ne s'oblitèrent que secondairement (1). Quand on procède par voie d'injection bronchique, c'est le contraire qui arrive. Si l'on cherche à remplir les alvéoles en injectant une substance quelconque directement dans le poumon,

(1) Nous parlons bien entendu des pneumonies vraies et non des broncho-pneumonies.

on laisse autour du point injecté des zones de poumon contenant encore de l'air.

Il est plus facile de se rendre compte du mécanisme des faits du second groupe. Une expérience très simple nous paraît en rendre assez fidèlement compte.

EXPÉRIENCE

Dans un récipient métallique rempli d'eau, on immerge un ballon de verre à fond plat, le goulot en bas, et sur le fond de ce ballon on dépose quelques pincées d'une poudre légère. On percute alors le récipient.

1° Si le ballon est plein d'eau, les vibrations qui lui sont transmises sont insignifiantes, et les parcelles de poudre se déplacent à peine. Le doigt, appliqué légèrement sur le fond du ballon, ne perçoit aucun ébranlement.

2° Si l'on répète les mêmes manœuvres avec le ballon plein d'air, les vibrations transmises à son fond sont un peu plus nettes.

3° Le ballon est débouché, et enfoncé dans l'eau de manière à comprimer l'air qu'il contient. A mesure que la compression augmente, les vibrations deviennent de plus en plus apparentes.

Les vibrations qui se transmettent à travers un liquide et une masse d'air, sont donc d'autant plus fortes que la tension de l'air vibrant est plus considérable.

FAITS CLINIQUES

1° — *Vibrations abolies ou diminuées malgré la condensation du poumon.*

En première ligne, il faut placer les cas de pneumonie massive de M. Grancher. Dans ces pneumonies, les

bronches sont oblitérées, et les vibrations sont abolies :
il y a une corrélation étroite entre ces deux faits. En
effet, dans les cas de Heurot et Decès, décrits par Heurot sous le nom de *lymphorragie pulmonaire* (Bull.
Soc. Méd. de Reims, 1876 ; Anal. in Rev. des Sc. Méd.
XIII, f. I), au fur et à mesure que les moules fibrineux
sont rejetés par expectoration, les vibrations reparais-
sent. Ici, les choses se passent comme dans les compres-
sions des bronches par une tumeur quelconque du
médiastin : anévrysmes, ganglions, etc. L'accès de l'air
est fermé, le poumon n'en contient plus. Les vibrations
doivent nécessairement disparaître. L'interprétation du
phénomène est des plus faciles. Il en est de même pour
les faits de Darolles, où le poumon *entier* était trans-
formé en une masse cancéreuse.

Toutefois cette oblitération des bronches n'est pas la
seule condition qui puisse empêcher un poumon hépatisé
de vibrer. Les bronches peuvent rester perméables, et
cependant les vibrations disparaître. Nous avons pu
observer, pendant notre internat dans le service de notre
excellent maître, M. le professeur G. Sée, plusieurs cas
de pneumonie, tout au plus demi-massives, dont les
observations sont résumées à la fin de ce travail. Dans
ces pneumonies, outre plusieurs particularités sympto-
matiques intéressantes, on notait l'abolition ou tout au
moins une forte diminution des vibrations vocales. L'examen nécroscopique a fait voir clairement la cause de cette
anomalie.

Chez un des malades, il existait un épanchement pleural abondant. Chez deux l'expectoration manquait, par

suite de l'état adynamique du patient. Les conditions de la pneumonie massive étaient donc à peu près réalisées, car s'il y avait de l'air dans ces bronches encombrées de crachats, il y en avait certainement fort peu. Chez tous les malades, il existait, à la surface des poumons, une couche de fausses membranes d'épaisseur variable, disposées tantôt en îlots, tantôt en nappe continue de consistance peu épaisse et analogue à celle d'une gelée.

Dans un seul cas, les vibrations étaient peu modifiées : le malade expectorait facilement, et la couche des fausses membranes était irrégulière, réticulée, à mailles peu serrées et de peu d'épaisseur.

Dans les quatre cas terminés par la guérison, les signes physiques ont été sensiblement les mêmes que dans les cas mortels. Chez un des malades, la ponction aspiratrice a donné une quantité insignifiante de liquide (25 cent.); chez les autres, les signes qui pouvaient faire songer à un épanchement pleural avaient un caractère migrateur qui ne permet pas d'admettre qu'ils étaient produits par une collection liquide.

Cette anomalie symptomatique, abolition des vibrations dans des pneumonies, sans oblitération complète des bronches, s'explique très bien par les détails dans lesquels nous venons d'entrer. On remarquera seulement que la faible nappe liquide constatée dans un cas, et l'épanchement assez abondant rencontré dans l'autre, n'avaient pas modifié d'une façon sensible les données fournies par la palpation. Pour les autres, la présence des fausses membranes suffit à expliquer le phénomène, qui est d'ailleurs banal en pareille circonstance. On sait en effet que les vibrations sont atténuées ou abolies dans la pleurésie chronique, et qu'un poumon encapsulé dans une coque pseudo-membraneuse, même médiocrement épaisse, ne transmet que peu ou pas de vibration à la paroi thoracique (Cf. THUVIEN. *Contribution à l'étude des adhérences pleurales*, th. doct., Paris, 1884).

2° — *Vibrations conservées ou exagérées malgré la présence d'un épanchement.*

Ainsi que nous l'avons dit plus haut, les faits de cet ordre sont peu nombreux. Tous ont été publiés, cela est du moins très probable, en raison de leur caractère spécial. Nous avons indiqué les sources où nous les avions recueillis.

En soumettant ces observations à une critique approfondie, on voit qu'elles peuvent se répartir en trois groupes.

Le premier comprend les cas où l'autopsie n'a pas été faite, et où par conséquent les causes de l'anomalie n'ont pas été vérifiées. Le malade que nous avons vu à l'hôpital Laënnec, et qui a guéri (thèse de Chambor) n'avait dans la plèvre qu'un très faible épanchement, puisque la ponction a extrait, à grand peine, 150 grammes de liquide. Chez cet homme, qui avait reçu autrefois un coup de pied de cheval dans la poitrine, il existait peut-être, comme dans un cas de M. Dieulafoy, un peu de pleurésie chronique avec une mince lame d'épanchement entre les fausses membranes.

Dans le second groupe, nous rangeons les faits où des adhérences maintiennent le poumon en contact avec la paroi thoracique dans une étendue variable. Malgré leur apparence irrégulière, ces cas sont, en somme, parfaitement classiques. Là où le poumon touche la paroi, il y a des vibrations. Dans les points où il s'en écarte, le liquide s'insinue entre eux, et les vibrations disparaissent. Le diagnostic est alors affaire d'examen minutieux et méthodique. Il faut, comme l'indique M. Jaccoud dans sa clinique sur les pleurésies multiloculaires, et dans sa communication à l'Académie de médecine sur le même sujet (22 avril 1879), explorer toute l'étendue des parois thoraciques, et contrôler par l'auscultation et la percussion les résultats du palper. A ce propos, nous signalerons un procédé recommandé par le même auteur, et dont nous nous sommes servi plusieurs fois avec avantage. Au lieu de rechercher les vibrations avec la main posée à plat, comme on le fait ordinairement, ou avec la pulpe des doigts, comme le pratique M. Laboulbène (cité dans la thèse de Jozan), nous préférons nous servir *du bord cubital de la main*. On a de la sorte une sensation bien plus nette, bien plus localisée, et on arrive à percevoir des vibrations très faibles, qui, sans cela, échapperaient à l'observation.

Reste le troisième groupe. Celui-là, pour justifier le titre inscrit en tête de ce chapitre, ne doit comprendre que des anomalies parfaites, qu'on nous passe l'expression. Il faut qu'avec un épanchement de quantité ordinaire, sans adhérences, fixant partiellement le poumon à la paroi, nous trouvions les vibrations thoraciques persistantes, soit avec leur intensité normale, soit avec un caractère d'exagération dans toute l'étendue de la zone mate. Or, de pareils faits sont très rares. Nous ne connaissons que deux observations où cet ensemble de dispositions soit réalisé.

La première est une observation personnelle. Nous la rapportons plus loin, à propos de la pectoriloquie aphone. Elle concerne un épanchement hémorrhagique.

La seconde est relatée dans la thèse de Mlle Bourchier, mais d'une façon malheureusement incomplète (1).

En voici le résumé :

Observation tirée de la thèse de Mlle Bourchier. *De la conservation des vibrations thoraciques dans les épanchements pleuraux* (Doct., Paris, 1882).

Pleurésie pseudo-membraneuse. — Exagération des vibrations thoraciques ; point de thoracentèse ; mort subite.

H., 43 ans. Signes de caverne du côté droit, dans la fosse sous-épineuse. Matité absolue dans toute la hauteur. Dyspnée modérée. Vibrations thoraciques exagérées du même côté. La thoracentèse n'est point pratiquée, l'épanchement ayant été méconnu.

A l'autopsie, on trouve : 1° un épanchement pleural épais, floconneux, abondant (plus de quatre litres) ; 2° le poumon refoulé en haut et en dedans, contre le médiastin ; 3° à la coupe du poumon, les bronches dilatées en ampoules à parois minces. Quelques-unes de ces ampoules sont si rapprochées de la surface du poumon, qu'elles crèvent quand on tente l'insufflation.

---

(1) Au moins dans les exemplaires de Faculté que nous avons eus entre les mains, et dans lesquels une faute typographique a supprimé une partie du texte.

Dans ce cas, il existait une disposition éminemment favorable aux vibrations : ces ampoules pleines d'air, entourées d'une zone de tissu pulmonaire épaissi et condensé, faisaient office de résonnateurs. Mais pourquoi les vibrations se propagaient-elles, malgré le liquide ? D'abord, parce qu'elles étaient plus fortes qu'à l'état normal, la tension intrathoracique, et, par suite, celle de l'air intrapulmonaire étant augmentées dans les pleurésies à épanchement (PITRES. *Journ. de méd. de Bordeaux*, juin, juillet, août 1881. PEYROT. Th. de doct., Paris, 1876, et *Arch. gén. de méd.*, 1876, t. II). Normalement, malgré l'excès de tension, la quantité d'air vibrant est trop peu considérable pour surmonter la résistance du liquide : ici, cette quantité était accrue par la présence de véritables réservoirs d'air sous-jacents au liquide. En second lieu, l'épanchement était en lame assez mince (la pleurésie s'était développée verticalement). Enfin, le liquide était épais, sa densité par conséquent ne s'écartait pas beaucoup de celle des parties voisines, ce qui diminuait la réfraction des ondes sonores. Les mêmes considérations sont applicables à notre malade. Chez lui, à la vérité, ce ne sont pas des dilatations bronchiques, mais des cavernules, que nous avons trouvées. Au point de vue qui nous occupe, cette différence de lésions est insignifiante.

Maintenant, que peut-on conclure de ce qui précède ? Deux conclusions s'en dégagent.

La première, importante surtout au point de vue théorique, n'est qu'une répétition du vieil adage : « Les exceptions confirment la règle. » En effet, le mode de production des vibrations est toujours le même, quelles que soient les conditions apparentes, et l'interprétation des cas anormaux est exactement celle qui convient aux faits classiques.

La seconde est d'ordre pratique. S'il est vrai, d'une façon générale, de dire que l'augmentation des vibrations indique une condensation du parenchyme pulmonaire et leur absence un épanchement pleural, cette règle ne s'applique qu'à la majorité, et non à la totalité des faits. Pour rare qu'elle soit, la possibilité d'une dérogation à cette loi clinique doit toujours être présente à l'esprit. Faute d'y avoir songé, on a laissé succomber des malades qu'une intervention opportune eût peut-être sauvés. Il en a été ainsi dans un des cas de Mlle Bourchier et dans le fait recueilli par M. le Dr Gouyon de Pontouraude à l'hôpital maritime de Toulon (cité par M. Chambor).

Une considération qui a également sa valeur, c'est que la nature de l'épanchement est indifférente. L'observation qu'on vient de lire se rapporte à une pleurésie séro-fibrineuse ; le malade de M. Chambor avait une pleurésie purulente ; enfin, dans notre observation, il s'agit d'une pleurésie hémorrhagique.

Un autre point mérite de fixer l'attention. L'abolition des vibrations dans l'hépatisation pulmonaire indique soit une oblitération des bronches (pneumonie massive), soit la présence de fausses membranes (pleurite compliquant la pneumonie. — Voir les observations résumées à la fin de notre travail). La gravité de la première hypothèse n'est pas contestable. Quant à la seconde, l'épidémie pneumonique qui a régné en 1886 lui donne une grande importance. En effet, dans les pneumonies dont le caractère infectieux a frappé tous les observateurs, il n'est pas une autopsie où l'on n'ait signalé cette pleurite, Nous croyons, pour notre part, que sa présence dans une pneumonie mérite d'être sérieusement prise en considération au point de vue du pronostic.

D'autre part, la persistance des vibrations dans une pleurésie à épanchement est toujours liée, soit à la présence de cloisonnements par des néo-membranes, soit à l'existence d'une lésion intrapulmonaire sérieuse (bronchectasie, cavernes, etc.). Dans les deux cas, l'épanchement n'est pas tout, et, en admettant qu'il disparaisse, le malade restera sous le coup d'accidents graves. Il semble donc légitime de réserver son pronostic, quand on aura constaté cette anomalie au cours d'une pleurésie.

Enfin, on peut se poser une dernière question : ne pourrait-on pas trouver dans la persistance des vibrations un moyen d'éclairer le diagnostic, souvent si difficile, de la nature de l'épanchement ? Dans tous les faits que nous connaissons, il s'agit de pleurésies *denses* : séro-fibrineuse, hémorrhagique, purulente. Le poids spécifique du liquide a-t-il une importance au point de vue qui nous occupe ? C'est un problème que nous n'avons pu résoudre expérimentalement, mais qui mériterait d'être étudié à fond. Quant à présent, le nombre des faits publiés est trop peu considérable pour qu'il soit permis de rien affirmer sur ce point. Mais il est vraisemblable que l'épanchement dense c'est-à-dire peu différent des parties qui l'environnent, doit être meilleur conducteur.

III. — DE L'ÉGOPHONIE

Laënnec avait noté chez des malades affectés de pleurésie avec épanchement, une résonnance spéciale de la voix dont il détermina du premier coup les diverses modalités et dont il tenta d'expliquer le mécanisme. Cette voix, tantôt comparable au bêlement de la chèvre, tantôt analogue au bruit d'un jeton qui vibre entre les dents, fut désignée par lui sous le nom de voix de polichinelle ou d'égophonie. Pour l'illustre auteur de l'*Auscultation médiate*, égophonie et épanchement pleural sont inséparables.

Homolle (*Les pleurésies et leur traitement.* Rev. des Sc. méd., t. XV, f. I) déclare que la valeur séméiotique de l'égophonie est sujette à discussion, et il oppose les deux opinions de Fräntzel et de M. Potain : le premier affirmant que l'égophonie se rencontre ailleurs que dans les épanchements, le second la considérant comme un des meilleurs signes de la présence d'un liquide.

Il est incontestable que dans certains cas, *voire même en l'absence de toute lésion pleuro-pulmonaire*, on peut entendre une résonnance vocale particulière, une sorte d'écho chevrotant des mots très analogue à l'égophonie.

D'autre part, la présence de l'égophonie dans la pleurésie, alors que les fausses membranes existent seules, a été affirmée par Gueneau de Mussy, et malgré toutes les dénégations, le fait paraît certain.

Enfin, l'égophonie peut manquer, être intermittente, migratrice ou disparaître complètement après avoir existé.

Nous allons passer en revue ces diverses éventualités.

I. — *Présence de l'égophonie sans épanchement concomitant.*

1° *A l'état pathologique.* — Landouzy avait déjà signalé la persistance de l'égophonie après la disparition du liquide (Arch. gén. de Méd., 1856). Plus récemment, Gueneau de Mussy fit voir qu'on l'observe quand il n'y a dans la plèvre que des fausses membranes sans liquide. Et, quelque distinction qu'on ait tenté d'établir entre l'égophonie des épanchements et celle des pleurésies pseudo-membraneuses, il est certain que l'oreille la plus exercée ne saurait, dans la plupart des cas, les différencier l'une de l'autre.

Toutefois, il est certain que l'égophonie ne s'observe pas avec des fausses membranes anciennes. Il faut, pour qu'elle s'entende, des fausses membranes molles, gélatineuses, et c'est peut-être l'oubli de ce détail qui a motivé les discussions.

Partout où ces fausses membranes molles existent, elles peuvent gêner la vibration pulmonaire et donner lieu à l'égophonie, absolument comme une couche liquide. Seulement, comme elles ne sont pas assez épaisses pour éteindre complètement la vibration, elles ne communiquent à la voix qu'un tremblotement surajouté, qui est une sorte d'écho très faible. Si la résonnance intrapulmonaire n'est pas considérable, on n'entend que le chevrotement. Mais si la densité du poumon est accrue, ce chevrotement s'ajoutera à la bronchophonie. Contestée par Walshe, l'égophonie des hépatisations pulmonaires existe bien réellement : seulement elle n'est pas souvent pure, et on trouve presque toujours en même temps de la voix bronchique. Cette broncho-égophonie existait dans toutes les pneumonies dont nous donnons plus loin les observations. Fait digne de remarque, dans le seul cas où on ait trouvé une vraie pleurésie, la broncho-égophonie ne différait pas de celle qu'on entendait chez les autres malades, qui n'avaient, eux, que des fausses membranes fibrineuses et molles.

Quant à l'égophonie admise par Skoda dans les hépatisations *pures*, ni Walshe, ni Grisolle ne l'ont observée, excepté chez les sujets à voix grêle et chez ceux qui ont la voix nasillarde. Cette opinion est trop absolue. En effet, notre collègue et ami Bourdel, dans son excellent travail sur la spléno-pneumonie (Th. doct. Paris, 1886). note l'existence *constante* de l'égophonie dans la spléno-pneumonie. « Elle est, dit-il, souvent très nette, tout à fait typique,.... d'autres fois elle est moins marquée, légère ; enfin quelquefois elle n'est pas aussi nette, et c'est plutôt un retentissement broncho-égophonique. Dans un cas, la broncho-égophonie a été remplacée par de l'égophonie vraie. L'égophonie *typique* existait dans

quatre cas ; la ponction exploratrice, plusieurs fois répé-
tée, n'a pas donné une goutte de liquide. On n'a pas constaté de frottements. L'égophonie *peu nette* a été constatée deux fois, en l'absence de tout épanchement. Dans
un des cas, il y avait des fausses membranes (frottements
pleuraux). Sur trois malades qui ont présenté de la broncho-égophonie, deux n'ont offert ni liquide ni frottements ; chez un, la ponction a donné issue à quelques
gouttes de liquide citrin, épais. Enfin, dans le cas où la
broncho-égophonie a été remplacée par de l'égophonie
typique, la ponction n'a pas fourni de liquide, et l'auscultation n'a pas fait entendre de frottements.

2° *A l'état normal.* —Chez certains sujets à voix aiguë,
la voix auscultée présente presque les caractères de
l'égophonie, en dehors de toute lésion pulmonaire ou
pleurale. Les femmes, disait Lasègue, ont de l'égophonie
à l'état normal. Nous nous sommes assuré qu'en inter-
posant entre l'oreille et les parois thoraciques un corps
mauvais conducteur du son, une couverture de laine,
par exemple, la voix auscultée prend un timbre chevrotant. Il en est de même quand les parois thoraciques
sont très grasses, et, bien entendu, ce chevrotement est
d'autant plus marqué que la voix du sujet est plus
grêle (1).

Toutefois, même quand il est très accentué, il ne prête
guère à l'erreur. Il suffit d'un peu d'attention, et surtout

(1) Dans nos expériences, nous avons obtenu une véritable égophonie en faisant parler dans l'entonnoir du tube transmetteur sans
empêcher ses vibrations.

d'une recherche étendue à toute la surface du thorax, pour ne pas le confondre avec l'égophonie vraie.

II. — *Absence ou disparition de l'égophonie malgré l'existence d'un épanchement pleural.*

Laënnec a vu disparaître l'égophonie dans les épanchements très abondants et ne l'a jamais observée dans les empyèmes anciens, où le poumon est rétracté. Nous avons récemment constaté son absence sur un malade atteint d'une pleurésie abondante; la ponction, pratiquée en raison des phénomènes asphyxiques, a donné issue à plus de deux litres de liquide.

Les expériences de Reynaut (Journal hebdom. de méd., n° 65, 1829) prouvent qu'on peut faire à volonté changer l'égophonie de place, en faisant déplacer le malade porteur d'un épanchement. En d'autres termes, le chevrotement cesse de se faire entendre quand la portion vibrante du poumon est complètement immergée. Mise en doute par Skoda, acceptée par Walshe, l'assertion de Reynaut paraît vraie, pourvu que la pleurésie soit récente et ne soit pas cloisonnée.

Nous avons tenté de reproduire expérimentalement cette condition, et de faire disparaître l'égophonie en augmentant la quantité du liquide. La majorité des faits cliniques parle dans ce sens. D'après Walshe, l'égophonie ne s'entend pas au niveau de la plus forte matité. D'autre part elle suit la marche de l'épanchement, ne s'entendant qu'à sa limite supérieure s'il est abondant. Cependant Andral, dans le T. 2 de sa clinique médicale, signale une égophonie persistante malgré un épanchement con-dérable (1).

A plusieurs reprises, nous avons injecté dans la poi-trine de chiens une quantité relativement énorme de liquide (1 litre et demi, entre autres, dans le thorax d'un chien de petite taille), sans parvenir à faire disparaître le chevrotement. Ces expériences, contradictoires en appa-rence avec les résultats cliniques, ne prouvent rien en réalité. D'une part, il y a disproportion entre le volume du poumon du chien et le volume de la voix humaine (ordinaire). D'autre part, la forme du thorax, qui ne peut guère s'agrandir que dans le sens vertical, ne permet pas à une très grande quantité de liquide de s'accumuler entre la paroi et le poumon.

III. — *Egophonie intermittente.*

L'égophonie peut se montrer une première fois, puis disparaître pour reparaître de nouveau. Ces oscillations appartiennent surtout aux pleurésies dont l'épanche-ment, d'abord de quantité moyenne, s'accroît au point de faire disparaître le chevrotement, et décroît ensuite soit par l'évolution naturelle de la maladie, soit par suite de l'intervention chirurgicale. On les a aussi notées en

(1) M. BOUILLY (Arch. gén. de méd., 1876, t. I. *Rapports entre les signes de la pleurésie et la quantité de l'épanchement*) a vu l'égo-phonie manquer dans des épanchements modérés, exister avec des épanchements abondants, et enfin se manifester alors que la ponc-tion ne donnait pas une goutte de liquide.

l'absence de tout épanchement (Thèse citée de Bourdel). L'autopsie n'ayant pas été faite dans ces cas, nous ne pouvons que présumer l'origine de cette variation. Peut-être est-elle due à des changements de densité du poumon, redevenant à demi-perméable dans certaines points tandis que les autres restent dans un état de plus grande cohésion.

IV. — *Egophonie migratrice.*

L'égophonie se déplace au fur et à mesure que le niveau de l'épanchement varie. Dans certains cas, elle change de place d'un jour à l'autre. Cette mobilité est surtout marquée pour la broncho-égophonie de certaines hépatisations. On en trouvera des exemples dans les observations résumées à la fin de notre travail.

Causes et mode de production de l'égophonie.

EXPÉRIENCE

Sur un chien disposé comme précédemment, et après nous être assuré que la voix transmise résonne avec un timbre sourd et diffus, nous injectons dans la plèvre 300 grammes de liquide (eau ordinaire). La voix prend alors un caractère aigu et chevrotant très manifeste.

Cette expérience, plusieurs fois renouvelée, nous a toujours donné le même résultat. Absente quant la plèvre est vide, l'égophonie apparaît dès qu'on introduit du liquide dans la cavité.

La présence d'un liquide dans la plèvre est donc bien une cause d'égophonie. Mais par quel mécanisme agit-elle ? Et cette cause est-elle la seule ?

Walshe, dans le texte original de son « Traité des maladies de la poitrine », consacre de longs développements à l'étude des résonnances vocales et en particulier à celle de l'égophonie. Rejetant la théorie de Skoda, qui fait jouer le rôle principal à un tremblotement hypothétique des parois bronchiques, il accepte une sorte de compromis entre les idées de Woillez et l'interprétation qu'avait proposée Laënnec.

Woillez fait intervenir le vide pleural. Il suffit de rappeler que la tension intra-pleurale est positive quand il y a un épanchement, pour rejeter cette explication. D'ailleurs, le vide pleural est purement virtuel. S'il y avait entre la paroi thoracique et le poumon un vide véritable, le son ne se transmettrait pas. C'est une notion de physique élémentaire.

Laënnec attribue l'égophonie à la réunion de deux conditions.

La première est une légère compression du parenchyme pulmonaire. Cette compression modifie dans un certain sens la configuration de l'arbre bronchique, non pas au niveau des grosses bronches, qui résistent, mais dans les divisions moyennes et petites. « Le poumon ne peut-être refoulé... sans que les bronches soient comprimées et aplaties à peu près comme une anche de basson ou de hautbois. Or, on sait que ces instruments doivent leur son chevrotant à la forme de l'anche, qui, faite d'un roseau aminci et comprimé, cède à la moindre pression des lèvres et frémit par le passage du souffle... L'arbre bronchique devient alors une sorte d'instrument à vent terminé par une multitude d'anches, etc. » (*Traité de l'auscultation médiate*).

Cependant, de l'aveu même de Laënnec, cette compression du parenchyme pulmonaire n'est pas, à elle seule, suffisante pour produire l'égophonie. C'est ici qu'intervient la seconde condition.

En plaçant sur le thorax d'un jeune homme, chez qui la bronchophonie était manifeste, une vessie pleine d'eau, Laënnec perçut une résonnance égophonique en auscultant la vessie. Il obtint le même résultat en appliquant la vessie sur le larynx. Ici, bien évidemment, la compression du poumon n'avait aucune part à la production du phénomène. Mais, comme l'égophonie ainsi obtenue était peu nette, Laënnec en conclut que si le liquide joue un rôle, ce rôle est secondaire. « L'égophonie, dit-il, est la résonnance naturelle de la voix dans les rameaux bronchiques, transmise par l'intermède (sic) d'une couche mince et tremblotante de liquide épanché, et devenant plus sensible à raison de la compression du tissu pulmonaire, qui la rend plus dense que dans l'état naturel, et, par conséquent, plus propre à transmettre les sons » (*Traité de l'auscultation médiate*).

Laënnec était bien près de la vérité; il est surprenant et fâcheux qu'il n'ait pas observé l'égophonie des hépatisations. Si, au lieu de considérer comme une condition ndispensable, la transmission au travers « d'une couche

mince et tremblotante de liquide », il eut dit : « transmission au travers d'un corps à densité différente de celle
du poumon », il n'y aurait que bien peu à reprendre à
son interprétation.

Telle qu'elle a été formulée, en effet, cette théorie de l'illustre médecin est insuffisante. Elle ne s'applique qu'aux
faits de « *compression* » du parenchyme pulmonaire,
et de « *compression par un épanchement liquide* ».
Elle ne rend pas compte des observations où l'absence
de tout épanchement n'a pas empêché l'égophonie de se
faire entendre.

Dans cette théorie de Laënnec, il y a deux points
distincts : l'influence du poumon, l'influence du liquide.

Un certain degré de condensation du parenchyme
pulmonaire est une excellente condition, disons-le dès
maintenant, pour la production de l'égophonie. Toutefois une réserve est nécessaire. Si la compression va jusqu'à
rendre le poumon imperméable, tous les bruits s'éteignent, l'égophonie comme le reste. Si la condensation du
poumon va jusqu'à transformer l'organe en bloc compacte, comme dans la pneumonie au 2e degré, ce n'est
pas l'égophonie qui se fait entendre, c'est la bronchophonie. Or celle-ci diffère essentiellement du phénomène qui nous occupe. Timbre sourd, voilé, diffus ; son
plutôt grave, intensité souvent considérable, absence
d'écho final, tels sont les caractères de la voix bronchique. Un timbre aigre, un son aigu, une intensité faible,
un chevrotement particulier, « une résonnance argen-
tine » caractérisent, au contraire, l'égophonie.

Nous allons étudier successivement chacun de ces caractères et essayer d'en déterminer la cause.

1° *Modification du timbre de la voix*. — La physique nous apprend que le timbre d'un son est dû aux harmoniques ; les harmoniques eux-mêmes résultent de vibrations par influence : enfin, ils ont une hauteur plus considérable que celle du son fondamental. A l'état normal, un certain nombre d'harmoniques seulement accompagnent la vibration sonore de la voix ; si, par une disposition spéciale, quelques nouveaux harmoniques deviennent très distincts, le timbre du son vocal se modifie. Dans les expériences d'Helmholtz, on recueille à volonté les harmoniques au moyen de résonnateurs convenablement disposés. Ce qui revient à dire que pour un harmonique donné, il faut un résonnateur spécial.

Pour que l'égophonie ait lieu, il faut donc que des parties nouvelles s'ajoutent à celles qui résonnent normalement, ou, ce qui revient au même, que la constitution de ces dernières se modifie dans le sens voulu, puisque le timbre égophonique consiste dans l'apparition d'harmoniques jusque-là indistincts.

Prenons la première des conditions favorables à l'égophonie, la pleurésie à épanchement. Nous y trouvons :

1° Une modification du parenchyme pulmonaire, devenu par le fait de la compression, plus dense, et par conséquent plus apte à la transmission des ondes sonores.

2° Un élément surajouté ; le liquide.

La condensation exagérée du poumon engendrant la

broncho-pneumonie, et l'état normal du parenchyme pulmonaire n'étant pas favorable à la production de l'égophonie ; il faut chercher la raison de celle-ci dans un état intermédiaire du poumon. Que nous apprend en effet la clinique ? Elle nous enseigne que l'égophonie s'observe surtout avec des épanchements de moyenne abondance, et qu'elle fait défaut :

1° Dans les très grands épanchements, ceux précisément dans lesquels le silence est complet ; 2° dans les empyèmes anciens, où le poumon est étouffé par les néo-membranes. Il faut donc, pour que l'égophonie se perçoive, que la partie vibrante du poumon ait un certain jeu. Or, c'est surtout dans les épanchements de médiocre abondance, qui permettent encore un peu l'ampliation du poumon, et dans les pleurésies récentes, alors que le tissu pulmonaire a conservé sa souplesse, que l'on rencontre l'égophonie. Le poumon, il est vrai, est ordinairement congestionné, et il semble que ce soit là une condition plus favorable à la bronchophonie qu'au développement de la voix de polichinelle. Nous reviendrons sur ce point. Pour l'instant, contentons-nous de rappeler que le souffle de la congestion pulmonaire est ordinairement doux, et qu'il a rarement le timbre éclatant du souffle pneumonique, ce qui semblerait indiquer une condensation moindre.

En somme, les conditions de la résonnance pulmonaire sont changées ; ce ne sont pas celles qui conviennent à la voix bronchique, ni celles de la pectoriloquie proprement dite, ni celles de la voix normale : c'est l'égophonie qui se fait entendre, parce que la disposition nouvelle des parties résonnantes ne favorise que certains harmoniques du son vocal.

Il nous reste à rechercher quel rôle joue le liquide.

Dès maintenant, nous pouvons dire, quitte à y revenir ultérieurement, qu'il contribue : 1° comme l'état des parois broncho-pulmonaires, à la modification du timbre vocal; 2° à rendre ce son vocal plus élevé; 3° à l'affaiblir; 4° à le rendre chevrotant, c'est-à-dire à produire une série de résonnances. Nous allons examiner ces différents points. Mais, disons-le par anticipation, il n'est pas nécessaire de faire intervenir le *liquide*. Comme la clinique et l'expérience le prouvent, tout autre corps pourrait nous donner le même résultat.

2° *Élévation du son vocal.* — Dans un tuyau, ouvert ou fermé, le nombre des vibrations sonores est en raison inverse de la longueur du tuyau. Cette loi n'est pas influencée par la nature de ce dernier, même en supposant, ce qui arrive en effet avec des tuyaux minces, que ses parois elles-mêmes vibrent en même temps que l'air qu'il contient.

Or, l'appareil respiratoire peut être assimilé à un tuyau fermé ou si l'on veut à un système de tuyaux fermés. Abstraction faite de la nature spéciale de l'anche qui fait vibrer l'air contenu dans ce système, il ne diffère pas sensiblement d'un tuyau quelconque. Donc, à priori, nous avons le droit de dire que toute cause capable de diminuer sa longueur, devra produire une augmentation du nombre des vibrations, et par suite une élévation du son.

En refoulant le poumon, le liquide épanché a pour

effet de diminuer la longueur du tuyau vibrant. Le son vocal doit donc s'élever.

Il en sera de même, si au lieu de se trouver à l'extérieur, l'agent de ce raccourcissement se trouve dans le poumon lui-même. Un exsudat demi-solide contenu dans les bronches agira dans ce sens.

Qu'on prenne un verre de cristal, et qu'on fasse vibrer ses bords soit par la percussion, soit au moyen d'un archet, etc., ce verre rendra un certain son, variable selon l'épaisseur du verre, l'intensité de la percussion, etc. Qu'on y verse maintenant un liquide : à mesure que le verre se remplit, le son devient plus élevé ; on obtiendra le même résultat en remplaçant le liquide par du sable. Enfin, le résultat sera encore identique, si l'on plonge le verre dans le liquide, au lieu de verser ce dernier dans le verre.

3° *Affaiblissement du son vocal.* — L'intensité d'un son est en raison directe de l'amplitude des vibrations. Quand celles-ci se restreignent, le son décroît

Or, l'égophonie s'observe précisément dans les cas où les vibrations sont atténuées. Un épanchement a toujours pour effet de restreindre ces vibrations.

Cependant il est des cas — et nous y avons longuement insisté déjà — où l'égophonie se fait entendre, bien que les vibrations soient conservées ou même accrues. Entre ce fait d'observation et la proposition que nous venons de formuler, la contradiction n'est qu'apparente.

En effet, pour que nous percevions les vibrations thoraciques au travers d'un épanchement, il faut que ces vibrations offrent une *très grande intensité*. Nous n'avons aucun moyen d'apprécier leur énergie *absolue* : si nous en jugeons, c'est par comparaison avec le côté sain. De plus, nous savons par l'expérience de tous les jours, qu'une nappe liquide est une cause d'affaiblissement de ces vibrations. Et il suffit de réfléchir un instant pour se convaincre que leur augmentation apparente dans certaines pleurésies à épanchement caché, en réalité, une diminution véritable.

Nous renvoyons à l'étude des vibrations pour tout ce qui a trait à leur atténuation. Nous avons vu que les collections liquides les affaiblissent, mais qu'elles ne sont pas le seule condition de cet affaiblissement. Des fausses membranes, des exsudats intra-bronchiques, l'œdème du poumon conduisent au même résultat. Tout ce que nous en avons dit peut s'appliquer à l'égophonie.

4° *Chevrotement ou résonnances du son vocal.*

Le chevrotement présente tous les caractères d'un écho ou plutôt d'une résonnance, c'est-à-dire d'un écho imparfait (1). Le phénomène de l'écho résulte de la réflexion des ondes sonores. Mais pour que l'écho soit parfait, il faut que l'endroit où se produit le son et le lieu où il se réfléchit soient séparés par une distance de 17 mètres au moins. Si la distance est moindre, la réflexion est

(1) Quand le malade parle lentement et à mots entrecoupés, le chevrotement se fait entendre immédiatement après la voix, et ne porte, comme un écho imparfait, que sur la finale des mots (Laënnec).

incomplète, il y a simplement résonnance, et les finales des mots sont seules réfléchies. C'est là précisément un caractère important de l'égophonie.

Quant à l'explication de la réflexion en elle-même, elle est des plus simples. On sait que les vibrations qui passent d'un milieu dans un autre se divisent. Les unes se réfractent dans divers sens. Quelques-unes sont absorbées et s'éteignent en route, enfin les autres sont réfléchies.

Toutes les considérations dans lesquelles nous venons d'entrer rendent aisée l'interprétation de l'égophonie.

La modification du timbre vocal est attribuable à la disposition spéciale des parties qui font office de résonnateurs, quelles que soient ces parties.

L'élévation du son est due au raccourcissement du tuyau respiratoire.

L'affaiblissement du son dépend de la réfraction des vibrations, dont une partie plus ou moins considérable est absorbée par le milieu réfractant.

Enfin le chevrotement est dû à la réflexion de ces mêmes vibrations. Or, dans ces différents cas, on peut faire abstraction de la *nature* des corps au travers desquels les vibrations se propagent. C'est simplement affaire de densité. A ce point de vue, le liquide, les fausses membranes, la paroi broncho-alvéolaire sont identiques. Pour cette dernière, il faut seulement un degré de cohérence intermédiaire à la consistance du tissu normal et à celle du poumon franchement hépatisé. Cette condition se trouve remplie dans la congestion qui a accompagné la pleurésie, — dans la spléno-pneumonie

— dans la pneumonie au 3ᵉ degré (Cf. GRANCHER, *De la spléno-pneumonie*, Soc. méd. des hôp., 1884).

Déductions cliniques.

L'égophonie est un très bon signe de la présence d'un épanchement. Sa disparition ou son absence peuvent donner de précieux renseignements sur l'évolution et sur la quantité de la pleurésie. Mais sa seule constatation ne suffit pas pour affirmer l'existence d'un liquide.

Si, comme dans les faits de Landouzy, elle persiste après la résorption de l'épanchement ; si, comme l'a vu Gueneau de Mussy, la disparition de l'épanchement n'a que peu modifié les symptômes généraux sans rien changer aux signes physiques, on pourra se trouver fort embarrassé.

On peut, pour se tirer d'incertitude, avoir recours à un procédé commode et tout à fait inoffensif: nous voulons parler de la ponction exploratrice avec la seringue de Pravaz. Ce moyen est d'application facile et nullement dangereux, pourvu que l'aiguille soit rigoureusement propre. Mais enfin il peut échouer, dans le cas de fausses membranes épaisses, par exemple, et le malade s'y refuse quelquefois.

Dans ces conditions, Gueneau de Mussy recommande un procédé diagnostique que nous avons employé plusieurs fois avec succès, et qui lui a permis, dit-il, d'épargner une ponction blanche à un de ses malades. La percussion, en pareil cas, donne un son tympanique : qu'on fasse faire alors au malade une inspiration forcée, et qu'on l'engage à rester en état d'inspiration : le son tympanique sera remplacé par de la matité, s'il y a du liquide ; s'il n'y en a pas, il s'accusera davantage.

IV. — DE LA PECTORILOQUIE APHONE

La pectoriloquie aphone, *pectoriloquie chuchotante* de Walshe, déjà mentionnée par Laënnec (1), a été, dans ces dernières années, l'objet d'une étude très intéressante du professeur Baccelli (2) de Rome.

On sait quelle importance le professeur italien attache à la constatation de ce signe. Sa présence, dans une pleurésie (3), indique un épanchement séreux, son absence un épanchement hémorrhagique ou purulent.

Parmi les auteurs qui se sont occupés de cette question, il faut citer en première ligne Gueneau de Mussy (Union médicale, 1876. Cliniques). Sans vouloir faire ici un historique complet, nous rappellerons que, de très bonne heure, on produisit des observations en désaccord formel avec la théorie (Poulin, Lereboullet).

(1) Voici le passage de Laënnec : « L'extinction de la voix portée « au plus haut degré n'empêche pas la pectoriloquie d'avoir lieu. Je « l'ai trouvée très évidente chez des sujets qui parlaient à voix si « basse, qu'on ne pouvait les entendre à 3 ou 4 pieds de distance. »

(2) *Sulla trasmissione di suoni attraverso i liquidi endopleurici di differente natura* (Arch. di Med. Chir. e Igiene, 1875). D'après l'auteur, la recherche de la pectoriloquie aphone nécessite un luxe de précautions qu'on peut trouver excessif, et qui, en tous cas, ne nous paraît pas absolument indispensable pour l'exacte appréciation du phénomène.

(3) OULMONT, th. doct., 1844, avait signalé la voix chuchotante dans la pleurésie.

La première de ces observations émane de Baccelli lui-même (1); elle est relative à un épanchement de nature mal déterminée, où prédominaient les granulations graisseuses. Gueneau de Mussy fit voir que l'explication fort ingénieuse, mais un peu forcée, de Baccelli, était en défaut, et que cette observation, donnée d'abord comme confirmative, était en réalité contraire à la théorie de l'auteur italien. Bientôt du reste, en présence des faits contraires, plus nombreux chaque jour, il fallut bien se décider à avouer que, malgré son incontestable valeur, le « signe de Bacelli » n'est pas irréprochable.

Il y a plus. Non seulement la pectoriloquie aphone n'est pas spéciale aux pleurésies séreuses, non seulement elle peut manquer avec un épanchement de densité faible, mais encore elle n'est pas particulière à la pleurésie. Déjà observée dans les cavernes pulmonaires (HANOT. Art. *Phthisie* du Dict. de Méd. et de Chir. prat.), elle a été signalée ailleurs. Walshe dit expressément l'avoir rencontrée dans des états divers du poumon : cavernes à parois lisses, pleurésies en résolution, simple hépatisation. M. Jaccoud a consacré une de ses cliniques à la démonstration de ce fait. Il s'exprime à ce sujet en termes fort nets, et refuse au liquide toute influence sur la production de la pectoriloquie aphone. La même opinion se trouve également dans le livre de notre maître, M. Sée : *Les maladies simples du poumon.*

---

(1) On trouve cette observation dans la thèse de SAINTON (*Sur une variété latente et bénigne d'empyème.* Doct., Paris, 1881), et dans celle de Mme PERRÉE (*Étude sur les épanchements chyliformes des cavités séreuses.* 1881).

Nous avons tenté quelques expériences, et nos recherches concordent absolument avec l'opinion des auteurs que nous venons de citer.

La pectoriloquie aphone peut manquer avec un épanchement séreux.

Elle peut exister avec un épanchement hémorrhagique ou purulent.

Enfin, on peut la rencontrer, alors qu'il y a simplement induration pulmonaire, sans trace de liquide.

Ces trois propositions s'appuient sur des données expérimentales et sur des cas cliniques.

Voici d'abord, les faits expérimentaux.

EXPÉRIENCES

I. — Chien suspendu ; trachéotomisé, etc. Les mots chuchotés dans l'entonnoir se transmettent à travers le thorax sain, mais avec un timbre sourd et diffus tout à fait différent de la vraie pectoriloquie aphone. Nous faisons cette remarque une fois pour toutes, mais, dans toutes nos expériences, le même fait s'est reproduit.

Après l'injection de 950 grammes de liquide (le chien est de forte taille), la voix chuchotée se transmet avec netteté ; elle offre alors les caractères de la pectoriloquie aphone.

A l'autopsie, le poumon est comprimé, parfaitement perméable à l'air, et refoulé en haut et en dedans.

II. — Chien de taille moyenne. On injecte dans la plèvre gauche 500 c. de liquide (eau ordinaire). La pectoriloquie aphone est assez nette. En laissant sortir un peu d'eau, on constate que cette pectoriloquie devient plus appréciable.

III. — Injection, dans la même plèvre vidée, de 500 c. d'une solution saturée de carbonate de potassium, dont la densité est deux fois plus considérable que celle de l'eau. *La pectoriloquie aphone devient plus nette*, bien que *l'épanchement soit plus dense.*

Autopsie. — Le poumon est refoulé en haut et en dedans. Le liquide, accumulé dans le cul-de-sac inférieur de la plèvre, se prolonge par une lame mince entre le poumon et la paroi (1).

IV. — Dans la plèvre gauche d'un petit chien, on injecte 1330 grammes d'eau. L'air ne pénètre plus dans le poumon, qui a d'ailleurs été vidé autant que possible par aspiration avant l'injection. La voix chuchotée ne se transmet en aucun point. On essaie d'insuffler le poumon : le bruit n'est pas perçu du côté de l'épanchement, tandis que de l'autre côté, on entend une sorte de souffle très analogue au murmure vésiculaire (2).

On laisse alors sortir 570 c. de liquide. La pectoriloquie aphone se manifeste immédiatement avec une grande netteté.

V. — Dans la branche droite d'un chien, on injecte un mélange d'agar-agar et de gélatine dissous dans de l'eau chaude. Après l'injection, on trouve une pectoriloquie aphone très nette, en avant, à l'union du 1/3 supérieur avec les 2/3 inférieurs du thorax.

On injecte alors dans la plèvre 760 c. d'eau. La pectoriloquie continue d'exister avec la même netteté, mais elle s'entend sur une plus grande surface (à cause du liquide qui fait diffuser le son : si, en effet, on laisse couler de l'eau, elle se localise de plus en plus, au fur et à mesure que le niveau baisse).

VI. — Dans la même plèvre, on injecte 570 c. d'une solution

---

(1) Un procédé très simple permet d'ouvrir la cage thoracique sans que l'affaissement du poumon change les rapports. Il suffit d'insuffler modérément, et de fermer ensuite le robinet de la canule trachéale. Si l'on craint que l'insufflation change l'état des parties, on se contente de fermer le robinet avant d'ouvrir la poitrine.

(2) Chez ce chien, malgré la communication que nous avons signalée entre les deux plèvres, il n'avait passé dans la plèvre droite qu'une quantité minime de liquide.

claire d'agar-agar dans l'eau chaude. Cette gelée, mal fondue, a une consistance tout à fait analogue à celle du pus grumeleux. La pectoriloquie aphone est alors très évidente ; *c'est la plus nette que nous ayons jamais entendue* (1).

Autopsie. — La gelée, incomplètement solidifiée, forme entre le poumon et la paroi une lame épaisse d'environ 5 millimètres. Le lobe moyen du poumon droit correspond au point de la paroi où s'entendait la pectoriloquie aphone. L'intérieur de ce lobe est occupé par une petite masse de matière à injection. Cette masse s'est arrêtée au bout de la bronche principale, et empêche l'accès de l'air dans le reste du lobe qui est atélectasié ; la bronche seule, grâce à sa texture plus solide, est perméable, tandis qu'autour d'elle le tissu du poumon s'est condensé, sous la double pression exercée d'un côté par la masse injectée, de l'autre par le liquide.

VII. En nous servant du bocal décrit plus haut, avec une vessie comme résonnateur, nous avons noté :

Une transmission distincte de la voix chuchotée, quand le bocal ne contient que de l'air ;

L'affaiblissement de cette transmission quand la vessie es immergée en partie ;

Enfin, son absence complète quand la vessie plonge tout à fait.

VIII. Si l'on place à l'extrémité du tube transmetteur un ballon de verre de petite dimension et à parois minces, on perçoit avec une remarquable netteté la voix chuchotée en appliquant directement l'oreille contre le ballon. On peut d'ailleurs reproduire avec ce dispositif tous les phénomènes stéthoscopiques d'une caverne.

(1) Nous n'avons pu avoir à notre disposition assez de pus à la fois pour en injecter une quantité suffisante dans la plèvre. Quant au sang, il est clair que nous ne pouvions nous procurer du sang humain. D'ailleurs, le sang des mammifères se coagule trop vite. Le sang de cheval vaut mieux, mais nous n'avons pu rien conclure de son emploi.

FAITS CLINIQUES

Observation I

Pleurésie hémorrhagique. — Infiltration tuberculeuse du poumon. — Pectoriloquie aphone. — Conservation des vibrations thoraciques.

Le nommé Brocart, âgé de 28 ans, garçon marchand de vins, entre le 29 janvier 1886 à l'hôpital Laënnec, service de M. le professeur Ball, salle Larochefoucauld, lit n° 27. (Nous passons sous silence les parties de l'observation étrangères à notre sujet).

Cet homme est malade depuis trois ans : au début, il a eu quelques hémoptysies, puis il a maigri, toussé et perdu ses forces. Depuis trois jours, il est bouffi et infiltré. En 1878, il a eu des rhumatismes, et a de temps en temps des battements de cœur et de l'œdème périmalléolaire.

Au moment de l'entrée, il est en proie à une dyspnée excessive, allant jusqu'à l'orthopnée. Il y a de la cyanose des lèvres, un pouls veineux jugulaire manifeste. Le thorax offre l'aspect du thorax emphysémateux; les creux sus et sous claviculaires sont bombés, surtout à droite. Les parois sont œdématiées des deux côtés; il existe de plus, sur la partie latérale droite du thorax, une voussure considérable et une douleur à la pression.

La percussion donne une matité absolue dans toute la hauteur à droite. A la palpation, les vibrations sont conservées. L'auscultation fait entendre des râles humides disséminés, et un souffle à timbre tubaire, perceptible partout, mais plus rude au sommet et en avant. Egophonie nette. Pectoriloquie aphone manifeste.

Malgré la persistance des vibrations, M. Ball, se fondant sur l'égophonie, la voussure et la matité constatées, pense qu'il existe un épanchement pleural abondant. La ponction, immédiatement pratiquée, donne issue à un litre et demi de liquide franchement hémorrhagique, dans lequel le microscope révèle la présence de globules rouges déformés en quantité considérable; c'est du sang presque pur.

Le lendemain, 30 janvier, nous quittions le service. Le malade revu à la visite du soir, est à peine soulagé. Les signes stéthoscopiques ne sont pas sensiblement modifiés. Seule, la voussure a diminué.

Ce malade a vécu encore huit jours. L'autopsie a été commencée en notre absence, de sorte qu'il nous a été difficile d'apprécier exactement les rapports que le poumon affectait avec la paroi.

La cavité pleurale est tapissée d'une couche épaisse de néomembranes. Le poumon adhérait intimement à la gouttière costo-vertébrale et au médiastin; il est très volumineux, infiltré de granulations tuberculeuses à tous les états, et creusé d'une multitude de cavernules, dont quelques-unes sont très voisines de la surface.

OBSERVATION II

Pneumonie? probablement tuberculeuse.—Pectoriloquie aphone.

H..., 42 ans, entré à l'Hôtel-Dieu, service de M. le professeur G. Sée, salle St-Joseph, lit n° 23, le 16 juillet 1886.

Cet homme, malade depuis plusieurs mois, sujet à s'enrhumer, a tout l'aspect d'un tuberculeux. Il y a trois jours, il a été pris d'un frisson violent avec point de côté à droite.

Au moment où nous le voyons, il présente des signes nets de pneumonie du sommet droit : râles crépitants et souffle tubaire, bronchophonie. Pectoriloquie aphone très nette.

Huit jours après, les signes stéthoscopiques de la pneumonie ont disparu, et avec eux, la pectoriloquie aphone. Il reste de l'expiration prolongée et de la respiration saccadée au point qu'ils occupaient.

OBSERVATION III

Infiltration tuberculeuse et cavernes. — Pectoriloquie aphone.

H..., 55 ans, entre à la Charité, service de M. Bernutz, salle St-Louis, lit n° 7, au mois de mars 1884.

Cet homme pâle et amaigri, est affecté d'une laryngite tuberculeuse qui le rend presque aphone. L'examen des poumons donne les résultats suivants : aux deux sommets, mais surtout au sommet droit, la percussion donne une matité complète. Sous la clavicule droite, bruit de pot fêlé. Gargouillements par la toux dans la fosse sus-épineuse droite. En ce point, la voix chuchotante du malade se transmet comme s'il parlait dans l'oreille de l'observateur. Cette résonnance ne s'observe qu'en ce seul point. Dans le reste du poumon, la voix chuchotée n'est pas perçue.

L'autopsie n'a pas été faite, mais les signes stéthoscopiques rendaient le diagnostic assez évident pour qu'il fût inutile de le vérifier.

OBSERVATION IV

Adénopathie trachéo-bronchique. — Compression de la branche gauche. — Pectoriloquie aphone.

Mlle R..., 19 ans, a été atteinte dans son enfance de tuberculose ganglionnaire. Elle porte au niveau de la partie latérale droite du cou et derrière l'angle correspondant de la mâchoire des cicatrices manifestement dues à une adénopathie suppurée.

Actuellement, Mlle R..., dont l'état général est d'ailleurs bon, se plaint d'avoir assez souvent des quintes de toux suivies de vomissements.

La percussion de l'espace interscapulaire donne un son mat, surtout accentué à gauche. A ce niveau, l'auscultation fait entendre une respiration rude, soufflante. En faisant parler la malade à voix basse, on perçoit au même point une pectoriloquie aphone des plus nettes.

L'auscultation ne révèle absolument rien dans le reste de la poitrine.

Déductions cliniques

Une conclusion fort nette se dégage, croyons-nous, des faits que nous venons d'exposer. La cause de la pectoriloquie aphone doit être cherchée dans l'état du poumon. Comme le fait remarquer M. Jaccoud, on ne saurait l'attribuer à la qualité du liquide épanché, puisque, malgré l'assertion de Baccelli, on peut l'observer dans des pleurésies denses. On ne peut même pas la rapporter à l'existence du liquide, attendu qu'on la rencontre en l'absence de tout épanchement.

Le poumon peut donc seul être mis en cause. Quelles conditions doit-il remplir ?

La pectoriloquie aphone a été entendue dans des cavernes, dans des indurations diverses du parenchyme pulmonaire : infiltration tuberculeuse, hépatisation pneumonique, tumeurs du médiastin comprimant et refoulant le poumon. Dans tous ces cas, elle doit son origine à la condensation du tissu autour des bronches qui jouent le rôle de résonnateurs. Les vibrations produites par la voix chuchotée, trop faibles pour ébranler, d'une façon appréciable, l'air contenu dans les alvéoles du poumon normal, se transmettent parce que le poumon condensé vibre mieux. S'il y a caverne, la pectoriloquie aphone ne s'observe bien que dans les cavernes à parois lisses (Walshe), c'est-à-dire homogènes. On peut l'entendre également au niveau d'une dilatation bronchique, et nous nous souvenons d'un cas fort net de ce genre. L'interprétation est ici des plus faciles.

Toutefois, l'existence de la pectoriloquie aphone dans les pleurésies, ses modifications parallèles à celles de l'épanchement, portent à attribuer au liquide intrapleural une certaine part dans sa production. Mais quel est au juste le rôle de ce liquide ? Pourquoi la pectoriloquie aphone s'entend-elle avec certains épanchements, tandis qu'elle manque avec d'autres ? Pourquoi, dans certains cas, ne la perçoit-on pas dans toute l'étendue de la zone occupée par l'épanchement ? Si peu de valeur qu'on veuille accorder au signe de Baccelli, on est cependant bien obligé de reconnaître que, dans certaines conditions, dans la majorité même, le professeur italien semble avoir raison.

Un premier point, important, et d'ailleurs assez généralement admis à l'heure actuelle, c'est que l'absence de la pectoriloquie aphone n'indique pas nécessairement un épanchement purulent, pas plus que sa présence seule ne permet d'affirmer une pleurésie séreuse. Avec un liquide aussi peu riche que possible en éléments histologiques et en fibrine, la pectoriloquie aphone peut faire défaut : il suffit pour cela que la quantité du liquide soit très considérable. Dans une de nos expériences, nous avons vu la pectoriloquie aphone disparaître après l'injection d'un excès de liquide, et reparaître graduellement, au fur et à mesure que ce liquide était évacué. Le même fait s'est produit dans une des expériences que nous avons relatées plus haut.

Donc, l'interposition d'une couche épaisse de liquide, fût-ce de l'eau claire, entre le poumon et la paroi thoracique, suffit pour empêcher la pectoriloquie aphone de se produire. On l'entend, au contraire, fort bien quand on diminue l'épaisseur de l'épanchement.

D'autre part, en injectant dans la plèvre une quantité modérée de carbonate de potasse, en solution très dense, ou de gelée d'agar-agar, nous avons vu la pectoriloquie aphone non seulement se manifester, mais encore devenir plus nette que quand la plèvre contenait simplement de l'eau.

Donc une couche mince de liquide *très dense,* non seulement *n'empêche pas la pectoriloquie aphone, mais encore en favorise plutôt la production.*

Cette dernière proposition, tout à fait en désaccord avec les idées généralement reçues, est, croyons-nous, parfaitement établie et démontrée, non pas seulement par quelques expériences, mais aussi par l'examen attentif des faits cliniques. Dans toutes les observations où la pectoriloquie aphone est signalée malgré la présence d'un épanchement hémorrhagique ou purulent, tantôt la respiration reparaît immédiatement après la soustraction d'une partie du liquide (obs. de Comby, in th. de Sainton), ce qui indique un épanchement modéré (3/4 de litre en tout dans le cas de Comby), tantôt le volume excessif du poumon l'empêche de s'écarter de la paroi, comme dans notre observation. Dans le premier cas, le poumon, simplement refoulé et encore parfaitement perméable à l'air, présente exactement les conditions qui favorisent la production du souffle tubaire et de la bronchophonie (Cf. POTAIN. Congrès du Havre, 1877). Dans le second, il existe, soit une condensation du tissu pulmonaire avec perméabilité des bronches (comme dans l'expérience VI), soit, comme chez notre malade, des cavernules nombreuses, c'est-à-dire des résonnateurs sous-jacents au liquide. Comme la pectoriloquie aphone s'observerait immanquablement en pareil cas, si le poumon était en contact direct avec la paroi, il est légitime de dire que la pectoriloquie se produit, soit au niveau de la bronche, restée seule perméable au milieu du parenchyme condensé, soit au niveau de l'excavation. Ces deux cavités, bronche ou caverne, jouent le rôle de résonnateurs. Et le liquide dense qui les recouvre favorise, en raison même de sa densité, la transmission des vibrations sonores, absolument comme il facilite la propagation des vibrations tangibles.

Dès lors, il devient aisé de comprendre pourquoi la pectoriloquie aphone manque dans certains épanchements purulents ou hémorrhagiques. Ce n'est pas l'épanchement qui l'éteint, c'est le poumon qui ne la produit pas. Si, en effet, cet organe est enveloppé dans une coque trop épaisse de fausses membranes, s'il est trop réduit de volume, la voix chuchotée le fait vibrer trop faiblement pour que ses vibrations soient transmises à distance. Or, il est incontestable que cette condition est plus souvent réalisée dans les épanchements purulents ou hémorrhagiques que dans les pleurésies purement séreuses. C'est ce qui justifie l'assertion de Baccelli, et explique qu'elle ait été et soit encore journellement confirmée par les faits.

APPENDICE

Observations de pneumonies anormales au point de vue des signes stéthoscopiques (1)

OBSERVATION I. — H., 25 ans. Pneumonie de la base droite. Souffle expiratoire doux et voilé, vibrations diminuées, égophonie, pectoriloquie aphone mal articulée. La ponction, pratiquée en raison du caractère pleurétique du souffle, donne à peine 25 c. c. de liquide. Défervescence au 8e jour. Guérison.

OBSERVATION II. — Pneumonie droite. Matité absolue. Souffle à timbre pleural, égophonie, pectoriloquie aphone nette, vibrations presque abolies. On tente la ponction à trois reprises. Elle ne donne qu'un peu de sang.

Autopsie. — Nulle trace d'épanchement. Couche de fibrine mollasse étalée à la surface du poumon. Pneumonie massive du lobe inférieur et du lobe moyen du poumon droit.

OBSERVATION III. — H., 32 ans. Pneumonie gauche. Matité absolue. Vibrations diminuées, souffle doux, broncho-égophonie, pectoriloquie aphone.

Autopsie. — Pas de liquide. Pneumonie totale du lobe inférieur gauche. Fibrine gélatineuse en amas à la surface de la plèvre.

(1) Ces observations, dont nous ne donnons qu'un résumé, viennent d'être publiées *in extenso* dans la thèse de M. Helme sur les pneumonies infectieuses. Toutes ont été recueillies dans le service de M. le professeur G. Sée, par notre excellent ami Capitan.

OBSERVATION IV. — H., 41 ans. Pneumonie droite. Vibrations diminuées dans les 2/3 supérieurs du côté droit ; au même point souffle doux, broncho-égophonie typique, pectoriloquie aphone très nette.

Autopsie. — Pneumonie massive des lobes supérieur et moyen. Pas de liquide. Fibrine gélatineuse en couche épaisse.

OBSERVATION V. — H., 23 ans. Pneumonie gauche. Vibrations normales et souffle tubaire, avec pectoriloquie aphone peu nette et bronchophonie pendant les premières heures. Ensuite, les vibrations diminuent, le souffle devient plus doux, il y a de la broncho-égophonie et la pectoriloquie aphone est très nette.

Autopsie. — Pneumonie massive totale du poumon gauche : couche de fibrine gélatineuse irrégulière à la surface.

OBSERVATION VI. — H., 66 ans ans. Pneumonie droite. Matité absolue dans toute la hauteur, vibrations diminuées. Souffle à timbre plutôt pleural à la partie moyenne, broncho-égophonie et pectoriloquie aphone très marquée au même point, moins nette ailleurs.

Autopsie. — Un litre et demi de liquide citrin dans la plèvre, pneumonie massive du lobe inférieur et du lobe moyen, moules fibrineux dans les petites bronches. Couche de fibrine à la surface du poumon.

OBSERVATION VII. — H., 64 ans. Pneumonie gauche. Au début, souffle tubaire et vibrations exagérées, égophonie. Plus tard, souffle doux, broncho-égophonie, pectoriloquie aphone. Crachats.

Autopsie. — Pneumonie massive de tout le poumon gauche, moules fibrineux dans les petites bronches. Fibrine étalée en couche à la surface du poumon.

OBSERVATION VIII. — F., 55 ans. Pneumonie droite. Souffle doux, broncho-égophonie, pectoriloquie aphone typique.

Autopsie. — Pneumonie massive totale du poumon gauche. Exsudat fibrino-gélatineux à la surface.

OBSERVATION IX. — H., 27 ans. Pneumonie gauche. Souffle doux, vibrations diminuées, broncho-égophonie, pectoriloquie aphone. Les mêmes signes se montrent à la base droite.

Autopsie. — Pneumonie massive avec moules fibrineux. Pas de liquide. Exsudat fibrino-gélatineux des deux côtés.

OBSERVATION X. — H., 34 ans. Pneumonie migratrice. Souffle doux, vibrations diminuées, broncho-égophonie, pectoriloquie aphone observés successivement en plusieurs points des deux côtés. Guérison.

OBSERVATION XI. — H., 32 ans. Pneumonie migratice double. Vibrations diminuées, souffle tubo-pleural, broncho-égophonie, pectoriloquie aphone typique (au début, il n'y avait que du souffle tubaire et de la bronchophonie, sans pectoriloquie aphone). Ces signes s'observent successivement dans plusieurs points des deux poumons. Guérison.

OBSERVATION XII. — H., 25 ans. Pneumonie migratrice. Souffle doux aux deux bases, égophonie, pectoriloquie aphone, vibrations normales. Ces signes se déplacent, et sont successivement entendus dans plusieurs points des deux poumons. Guérison.

RÉSUMÉ — CONCLUSIONS

La condition essentielle pour qu'un bruit intra-pulmonaire devienne sensible à l'extérieur, c'est que les bronches contiennent de l'air, et que les vibrations de cet air intra-bronchique puissent se transmettre à l'extérieur.

A l'état normal, ces vibrations s'atténuent en se propageant à travers l'air chaud et par conséquent moins dense qui remplit les alvéoles.

A l'état pathologique, il faut, pour que le bruit ausculté se transmette avec netteté, que les tissus qui environnent les bronches conduisent le son.

S'ils le conduisent bien, c'est-à-dire s'ils sont homogènes, la palpation fera percevoir des vibrations, et l'auscultation fera entendre, soit la voix bronchique, soit les diverses variétés de la voix caverneuse, soit enfin des souffles à timbre rude.

S'ils conduisent mal, c'est-à-dire s'ils manquent d'homogénéité et de cohésion, la main appliquée sur le thorax ne percevra plus, ou percevra incomplètement les vibrations, et la voix auscultée prendra les caractères de l'égophonie.

Les épanchements liquides de la plèvre n'agissent qu'en réfractant les vibrations. Tout corps susceptible de les réfracter au même degré aura une influence identique.

TABLE DES MATIÈRES

IMPRIMERIE LEMALE ET Cie, HAVRE

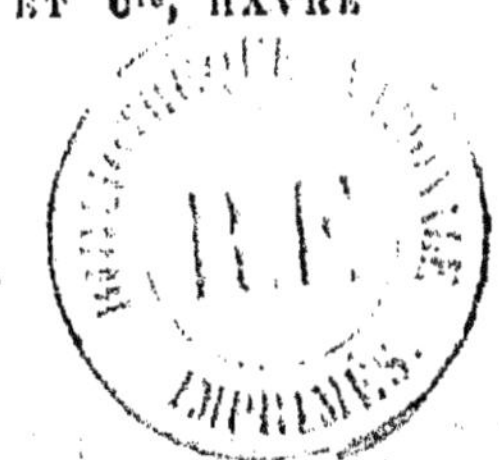

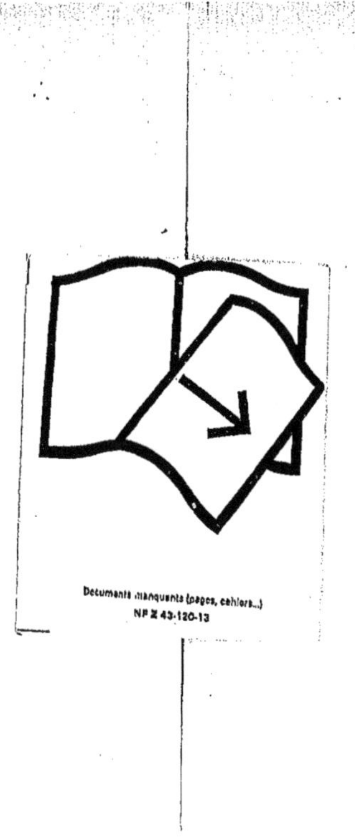

Documents manquants (pages, cahiers...)
NF Z 43-120-13